BEI GRIN MACHT SICH IHR WISSEN BEZAHLT

AF130552

- Wir veröffentlichen Ihre Hausarbeit,
  Bachelor- und Masterarbeit

- Ihr eigenes eBook und Buch -
  weltweit in allen wichtigen Shops

- Verdienen Sie an jedem Verkauf

Jetzt bei www.GRIN.com hochladen und kostenlos publizieren

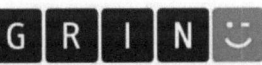

Altersbilder und Arbeitsmarktpolitik. Was steckt hinter der Regelaltersgrenze?

Marco Kuklok

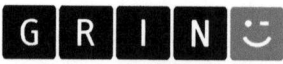

Bibliografische Information der Deutschen Nationalbibliothek:

Die Deutsche Nationalbibliothek verzeichnet diese Publikation in der Deutschen Nationalbibliografie; detaillierte bibliografische Daten sind im Internet über http://dnb.d-nb.de abrufbar.

ISBN: 9783389026670
Dieses Buch ist auch als E-Book erhältlich.

Druck und Bindung: Books on Demand GmbH, Norderstedt Germany
Gedruckt auf säurefreiem Papier aus verantwortungsvollen Quellen

Das vorliegende Werk wurde sorgfältig erarbeitet. Dennoch übernehmen Autoren und Verlag für die Richtigkeit von Angaben, Hinweisen, Links und Ratschlägen sowie eventuelle Druckfehler keine Haftung.

Das Buch bei GRIN: https://www.grin.com/document/1477097

Kolping Hochschule für Gesundheit und Soziales

Gerontologie- Gesundheit und Care

Sommersemester 2023

Prüfungsform : Seminararbeit

Modul: Grundlagen der Gerontologie

Alter(n)bilder und Arbeitsmarktpolitik:

Was steckt hinter der Regelaltersgrenze ?

Sperrvermerk

Die vorliegende Arbeit enthält vertrauliche Daten des Unternehmens [X]. Mit dieser Erklärung werden daher die Einsichtnahme, Veröffentlichung und Vervielfältigung der Arbeit – auch auszugsweise – untersagt. Unberührt davon bleibt die Bewertung der Arbeit durch Gutachterin und Gutachter sowie den Prüfungsausschuss.

Im Falle des Bedarfs einer Ausnahme von dieser Regelung muss das Einverständnis der Autorin/des Autors dieser Arbeit sowie des Unternehmens [X] eingeholt werden.

Inhalt

1. Einleitung

In modernen alternden Gesellschaften sind Regelaltersgrenzen ein zentraler Aspekt der Arbeitsmarktpolitik (vgl. FR.de, 2022). Doch hinter der Einstufung des passenden Renteneintrittsalters stehen nicht nur ökonomische und demographische Überlegungen (vgl. Blickpunkt-Wiso.de, 2020), sondern auch gesellschaftliche Vorstellungen und Darstellungen des Alters [Altersbilder] (vgl. Gesundheit.gv.at, 2023; Wissensdurstig.de, 2023).

1.1. Präsentation des Themas und seine Relevanz in der aktuellen Gesellschaft

Das Thema dieser Arbeit stellt die Wechselwirkungen zwischen Altersbildern und der Festsetzung des Renteneintrittsalters in den Fokus. Diese Dynamiken sind von besonders hoher Relevanz in einer zunehmend alternden Gesellschaft, in der Fragen der Renten- und Arbeitsmarktpolitik intensiv diskutiert und weiterentwickelt werden (vgl. bpb.de, 2020; BMFSFJ, 2019). Besonders interessant ist hierbei der Aspekt, wie sich Altersbilder, also soziokulturell geprägte Vorstellungen und Darstellungen des Alters, auf die Gestaltung dieser Politikfelder auswirken (vgl. Gesundheit.gv.at, 2023; Wissensdurstig.de, 2023).

1.2. Formulierung der Leitfrage

Ausgehend von diesem Kontext leitet sich die Leitfrage der Arbeit ab: "Welchen Einfluss haben die gesellschaftlichen Alter[n]sbilder auf das gesetzliche Renteneintrittsalter?" Diese Frage soll sowohl auf einer theoretischen als auch einer empirischen Ebene beleuchtet werden, um einen umfassenden Blick auf das Wechselspiel von Altersbildern, Arbeitsmarkt und Rentenpolitischem Kontext in der sozialwissenschaftlichen Literatur und der realen politischen Praxis zu ermöglichen (vgl. bpb.de, 2020; SNF, 1998; SpringerLink, 2022).

1.3. Erläuterung der Methodik und Struktur der Arbeit

Die Arbeit folgt einer methodischen Herangehensweise, die aus einer Kombination von Literaturrecherche und kritischer Diskussion besteht (vgl. SNF, 1998). Anfänglich werden die Begriffe und Theorien zugrundeliegend der Altersbilder und ihrer Relevanz in der Gesellschaft von verschiedenen Autoren erörtert (vgl. bpb.de, 2020; SpringerLink, 2022). Eine vertiefende Analyse der Zusammenhänge zwischen diesen Altersbildern und den politischen Entscheidungen bezüglich des Renteneintrittsalters folgt in den nachfolgenden Abschnitten (vgl. BMFSFJ, 2019; Deutsche Rentenversicherung, 2023). Die Struktur der Arbeit ist festgelegt: Sie beginnt mit dem theoretischen Rahmen, setzt sich fort mit der historischen

Entwicklung der Regelaltersgrenze, und konzentriert sich dann auf die Auswirkungen der Altersbilder auf die Arbeitsmarktpolitik. Darauffolgend wird der gegenwärtige Stand der Regelaltersgrenze untersucht. Im Fazit werden die Erkenntnisse nochmals straff zusammengefasst und ein Ausblick zur zukünftigen Forschung und politischen Entwicklungen gewagt. Über die gesamte Arbeit hinweg wird ein besonderer Schwerpunkt auf die Verbindung von Altersbildern und Renteneintrittsalter gelegt, um die Leitfrage gründlich und aus verschiedenen Perspektiven zu beantworten. Mit dieser Arbeit soll die Lücke in der bestehenden Forschung durch die Untersuchung der häufig übersehenen Beziehung zwischen Altersbildern und Renteneintrittsalter gefüllt werden.

2. Theoretischer Rahmen: Altersbilder und ihre Bedeutung

Altersbilder sind komplexe Konstrukte, die weit mehr umfassen als reine Darstellungen des Altersvorganges. Sie können als gesellschaftlich vermittelte, kollektive Vorstellungen und Assoziationen verstanden werden, die die Wahrnehmung und Einschätzung von Alter und Alterungsprozessen prägen (vgl. BMFSFJ, 2019, S. 2). Das gesamtgesellschaftliche Verständnis der Altersbilder schließt sowohl positive als auch negative Aspekte alternder Menschen ein und beeinflusst so die soziale Interaktion, die Politik, die Erwartungen und das Verhalten von Individuen im Hinblick auf das Altern (vgl. AOK, 2022, para. 1). Die gängigen Altersbilder in der Gesellschaft können auf vielfältige Art und Weise kategorisiert werden. Lassen sich jedoch im Allgemeinen in drei Hauptbereiche unterteilen: negative, ambivalente und positive Altersbilder (vgl. BMFSFJ, 2022, S. 21).

Beleuchtet man näher die negativen Altersbilder, werden ältere Menschen oftmals als passiv, leistungsvermindert und abhängig wahrgenommen. In diesem Bild des Alters spiegelt sich die Angst vor Altern und Endlichkeit (vgl. vgl. Gelassen älter werden, 2021, para. 1). Die ambivalenten Altersbilder betonen hingegen Aspekte des Gewinns und des Verlusts im Alter und illustrieren das Alter als Zeitraum mit Herausforderungen und Möglichkeiten zugleich (vgl. BMFSFJ, 2022, S. 21). Positive Altersbilder verstehen das Altern als Prozess der Reifung und des Wachstums mit fortwährendem Beitrag zur Gesellschaft (vgl. Wobus et al., 2012, S. 1). Doch gehen wir etwas genauer drauf ein:

2.1. Definition und Verständnis des Begriffs 'Altersbilder'

Altersbilder sind komplexe Konstrukte, die weit mehr umfassen als reine Darstellungen des Altersvorganges. Sie können als gesellschaftlich vermittelte, kollektive Vorstellungen und Assoziationen verstanden werden, die die Wahrnehmung und Einschätzung von Alter und

Alterungsprozessen prägen (vgl. Bengtson, Olander & Haddad, 1976, S. 1). Das gesamtgesellschaftliche Verständnis der Altersbilder schließt sowohl positive als auch negative Aspekte alternder Menschen ein und beeinflusst so die soziale Interaktion, die Politik, die Erwartungen und das Verhalten von Individuen im Hinblick auf das Altern (vgl. Hummert et al., 1994, S. 240).

2.2. Ambivalenz- Analyse der gängigen Altersbilder in der Gesellschaft

Die westliche Gesellschaft ist geprägt von einer Vielfalt an Altersbildern, die das Alter als Phase des Rückzugs, der Weisheit, aber auch der Krankheit und des Verfalls darstellen. Eine Altersbild-Forschung von Hummert, Garstka, Shaner und Strahm (vgl. 1994) machte drei primäre Altersbilder aus, diese sind: das "goldene Alter", es gilt produktive und aktive Lebensphase, das "Ruheständleralter", das den Eintritt in den Ruhestand und somit einen reduzierten Lebensstil kennzeichnet, sowie zuletzt das "entbehrungsreiche Alter", assoziiert mit Krankheit, Abhängigkeit und Einsamkeit. In dieser Hinsicht hat sich der Diskurs über Altersbilder seit den 1990er Jahren deutlich verändert (vgl. Lövdén, Ghisletta & Lindenberger, 2005). Dabei wurde betont, dass das Alter auch eine Zeit des Weiterwachsens und der Entwicklung sein kann. Diese Veränderungen der Altersbilder haben auch Auswirkungen auf politische Entscheidungen und insbesondere die Arbeitsmarktpolitik gehabt. Die gängigen Altersbilder in der Gesellschaft können auf vielfältige Art und Weise kategorisiert werden. Lassen sich jedoch im Allgemeinen in drei Hauptbereiche unterteilen: negative, ambivalente und positive Altersbilder (vgl. Hummert et al., 1994, S. 240). Beleuchtet man näher die negativen Altersbilder, werden ältere Menschen oftmals als passiv, leistungsvermindert und abhängig wahrgenommen (vgl. Hummert et al., 1994, S. 240). In diesem Bild des Alters spiegelt sich die Angst vor Altern und Endlichkeit (vgl. Lövdén, Ghisletta & Lindenberger, 2005, S. 423). Die ambivalenten Altersbilder betonen hingegen Aspekte des Gewinns und des Verlusts im Alter und illustrieren das Alter als Zeitraum mit Herausforderungen und Möglichkeiten zugleich (vgl. Hummert et al., 1994, S. 240). Positive Altersbilder verstehen das Altern als Prozess der Reifung und des Wachstums mit fortwährendem Beitrag zur Gesellschaft (vgl. Hummert et al., 1994, S. 240).

2.3. Darstellung der Wirkung und Einfluss von Altersbildern auf die Wahrnehmung von Alter und Altern in Politik und Gesellschaft

Altersbilder prägen nicht nur unsere individuellen Vorstellungen und Erwartungen vom Alter, sondern beeinflussen auch Politik und Gesellschaft. Auf diese Art ist es möglich, dass sie etwa Einfluss auf politische Entscheidungen hinsichtlich der Alterssicherung, die

Gesundheitsversorgung oder auch den Arbeitsmarkt haben. Diese Aspekte prägen die Wahrnehmung älterer Menschen im Arbeitsleben; sie können sowohl deren Beschäftigungsaussichten als auch die Entscheidungen von Arbeitgebern beeinflussen. Man darf allerdings nicht übersehen, dass es Altersbilder sind, die nicht nur von politischen oder wirtschaftlichen Kontexten bestimmt sind, sondern auch von ihnen geformt werden. So erschafft und verstärkt die Arbeitsmarktpolitik selbst Altersbilder, indem sie bestimmte Erwartungen an das Arbeitsleben und die Leistungsfähigkeit älterer Menschen formuliert. Diese Wechselwirkung zwischen Politik und Altersbildern verweist auf eine komplexere Dynamik, die in ihrer Bedeutung für die Entstehung und Begründung der Regelaltersgrenze weiter untersucht werden muss.

3. Historische Entwicklung der Regelaltersgrenze

Altersbilder prägen nicht nur unsere individuellen Vorstellungen und Erwartungen vom Alter, sondern beeinflussen auch Politik und Gesellschaft. So können sie beispielsweise Einfluss auf politische Entscheidungen in Bezug auf die Alterssicherung, die Gesundheitsversorgung oder den Arbeitsmarkt haben (vgl. Kohli, Hank & Künemund, 2005, S. 13). Sie prägen die Wahrnehmung älterer Menschen im Arbeitsleben und können sowohl deren Beschäftigungsaussichten als auch die Entscheidungen von Arbeitgebern beeinflussen (vgl. Loretto & Vickerstaff, 2015, S. 233). Man darf allerdings nicht übersehen, dass es Altersbilder sind, die nicht nur von politischen oder wirtschaftlichen Kontexten bestimmt sind, sondern auch von ihnen geformt werden (vgl. Swinnen & Stotesbury, 2012, S. 1). So erschafft und verstärkt die Arbeitsmarktpolitik selbst Altersbilder, indem sie bestimmte Erwartungen an das Arbeitsleben und die Leistungsfähigkeit älterer Menschen formuliert. Diese Wechselwirkung zwischen Politik und Altersbildern verweist auf eine komplexere Dynamik, die in ihrer Bedeutung für die Entstehung und Begründung der Regelaltersgrenze weiter untersucht werden muss. Über die Jahre hinweg hat sich die Regelaltersgrenze diskontinuierlich geändert und ist vor allem, aufgrund verschiedener sozioökonomischer Faktoren, gesunken. Ende des 19. und Anfang des 20. Jahrhunderts wird das Renteneintrittsalter auf 65 Jahre herabgesetzt und während des Wirtschaftswunders in den 1950er Jahren weiterhin, auf 63 Jahre für Männer und 60 Jahre für Frauen. Für fast fünf Jahrzehnte wurde jene Altersgrenze beibehalten, obwohl sich die Lebenserwartung und die Gesundheit der Bevölkerung stetig verbesserten.

3.1. Einführung in die historische Entwicklung der Regelaltersgrenze

Die historischen Entwicklungen der Regelaltersgrenzen sind eng mit den sich wandelnden Altersbildern und Erwerbsmustern in der Gesellschaft verbunden. Wie bereits angedeutet, waren in der Mitte des 19. Jahrhunderts die meisten Menschen aufgrund verschiedener Faktoren, beispielsweise mangelnder medizinischer Versorgung und harter körperlicher Arbeit, im Alter von 70 Jahren nur noch bedingt oder gar nicht mehr erwerbsfähig (vgl. BMAS, 2021). Die Regelaltersgrenze von 70 Jahren war somit an die realen physischen und gesundheitlichen Bedingungen der Betroffenen angepasst.

3.2. Zusammenhang zwischen dem gesellschaftlichen Wandel der Altersbilder und der Entwicklung der Regelaltersgrenze

Unter von Bismarck etablierte Alterssicherungssystem war allerdings weniger als soziales Sicherheitsnetz für die betroffenen Altersgruppen gedacht, sondern hatte vielmehr politische Motive – es ging darum, die monarchistische Ordnung gegen die sozialistische Bewegung zu stabilisieren (vgl. ResearchGate, 2023). Trotz dieser politischen Determinanten lässt sich ein Einfluss der damaligen Altersbilder auf die Ausgestaltung des Rentensystems erkennen: Das Bild vom alten Menschen als schwach und pflegebedürftig spiegelte sich in einem hohen Renteneintrittsalter wider, das nur überlebten, die aufgrund von Krankheit oder Gebrechlichkeit ihre Erwerbstätigkeit nicht mehr ausüben konnten (vgl. bpb, 2013). Im Verlaufe des 20. Jahrhunderts erstreckte sich jedoch das Altersbild. Zeichneten sich die Altersbilder des 19. Jahrhunderts durch Stereotypen wie Krankheit, Gebrechlichkeit und Abhängigkeit aus, beinhaltet das Altersbild des 20. Jahrhunderts auch positive Aspekte, wie beispielsweise Erfahrung, Weisheit und Gelassenheit (vgl. bpb, 2013). Die umfassenden gesellschaftlichen und wirtschaftlichen Transformationen des 20. Jahrhunderts führten zu einem Umdenken in der Arbeitsmarktpolitik und somit zu einer Herabsetzung der Regelaltersgrenze (vgl. IW, 2021). Die Einführung eines Ruhestandes im Alter von 60 bzw. 65 Jahren Mitte des 20. Jahrhunderts war ein Zeichen für diesen gesellschaftlichen Wandel (vgl. Demografieportal, 2020). Sie widerspiegelt ein verändertes Altersbild, das Menschen im Alter freie Zeit für persönliche Aktivitäten zugestand und ihnen somit die Möglichkeit gab, ihre Lebensqualität zu steigern (vgl. BMFSFJ, 2019). Diese Neuausrichtung der Alterspolitik hin zu einem früheren Ruhestand war zugleich ein Ausdruck des wirtschaftlichen Fortschritts, der es ermöglichte, eine solche Versorgung der Bevölkerung zu gewährleisten (vgl. bpb, 2020). In diesem Zusammenhang sollte jedoch erwähnt werden, dass die Herabsetzung der Altersgrenze auch dazu führte, dass ältere Arbeitnehmer vorzeitig aus dem Erwerbsleben ausgeschieden sind, was wiederum das Altersbild der nicht mehr erwerbsfähigen, alten Personen perpetuierte (vgl. IAB, 2022).

3.3. Kritische Würdigung der historischen Entwicklung

Rückblickend kann die historische Entwicklung der Regelaltersgrenze als Resultat eines kontinuierlichen Wechselspiels zwischen gesellschaftlichen Altersbildern, demografischen Entwicklungen, wirtschaftlichen Bedingungen und politischen Entscheidungen gesehen werden (vgl. BMFSFJ, 2019, S. 5). Dabei lassen sich die veränderten Altersbilder und die entwickelte Altersgrenze sowohl als Ursache als auch als Wirkung dieser Prozesse begreifen. Zum einen beeinflussen die Altersbilder die Gestaltung und Implementierung der Regelaltersgrenze, indem sie beispielsweise die Akzeptanz bestimmter Maßnahmen in der Bevölkerung erleichtern oder erschweren (vgl. AOK, 2022). Zum anderen wirkt sich die Altersgrenze selbst auf die Altersbilder aus, indem sie bestimmte Alters- und Ruhestandsmodelle nahelegt und fördert (vgl. BMFSFJ, 2019, S. 6).

Die historische Betrachtung zeigt aber auch kritische Punkte auf. So hat die Einführung eines früheren Renteneintrittsalters zwar einerseits zu einer erhöhten Lebensqualität im Alter beigetragen (vgl. BMFSFJ, 2019, S. 7), andererseits aber auch dazu, dass das Potenzial älterer Arbeitnehmerinnen und Arbeitnehmer nicht vollständig ausgeschöpft wurde (vgl. Destatis, 2021). Der frühzeitige Ausschluss älterer Menschen vom Arbeitsmarkt hat zudem nicht nur Auswirkungen auf die individuelle finanzielle Sicherheit, sondern auch auf die Gesamtwirtschaft und die Sozialsysteme (vgl. Destatis, 2021). Angesichts des demographischen Wandels, der zu einer immer älter werdenden Gesellschaft führt (vgl. Destatis, 2022), steht eine nachhaltige Ausgestaltung der Arbeitsmarktpolitik und der Regelaltersgrenze vor enormen Herausforderungen. Abschließend ist zu betonen, dass der Einfluss von Altersbildern auf die Regelaltersgrenze ein komplexes Wechselspiel ist. Altersbilder können die Arbeitsmarktpolitik beeinflussen, sind aber gleichzeitig selbst Produkt gesellschaftlicher Entwicklungen und politischer Entscheidungen (vgl. AOK, 2022). So spiegelt sich in der Regelaltersgrenze nicht nur das Bild vom Alter und den damit verbundenen Fähigkeiten und Möglichkeiten, sondern auch die politische und gesellschaftliche Wertung von Arbeit im Alter (vgl. BMFSFJ, 2019, S. 8).

4. Altersbilder und Arbeitsmarktpolitik

Das nachfolgende Kapitel widmet sich nun der Wechselwirkung zwischen Altersbildern und der Arbeitsmarktpolitik (vgl. Bundeszentrale für politische Bildung, 2013). Zentrales Anliegen ist dabei die Darstellung der Interdependenzen zwischen gesellschaftlich tradierten Altersbildern und den politischen Strategien, die mit Entscheidungsprozessen über das gesetzliche Renteneintrittsalter in Korrelation stehen (vgl. SpringerLink, 2022). In diesem Bezug soll insbesondere aufgezeigt und dargestellt werden, welche persistenten oder auch wandelbaren Altersbilder in die Arbeitsmarktpolitik einfließen und wie diese ihrerseits in der Praxis reflektiert werden (vgl. Bundesministerium für Familie, Senioren, Frauen und Jugend, 2010). Zudem stellt sich auch die Frage, wie paradigmatische Änderungen der Altersbilder die Ausrichtung der Arbeitsmarktpolitik beeinflusst haben könnten; etwa in Bezug auf eine erhöhte Regelaltersgrenze (vgl. ifo Institut, 2007). Diese Fragestellung erweist sich als wichtig, da sie auf intime Wechselbeziehungen zwischen kulturellem Bewusstsein, hier manifestiert in der Form von Altersbildern, und praktischer Politikgestaltung verweist. Anhand ausgewählter Case Studies soll folglich schließlich eine vertiefte Analyse der Auswirkungen von individuellen Altersbildern auf die konkrete Gestaltung der Arbeitsmarktpolitik und die Regelaltersgrenze vorgenommen werden. Die zu berücksichtigenden Fallbeispiele wurden auf Basis ihrer Relevanz für das Verständnis der Thematik und ihrer Repräsentativität ausgewählt. Zugleich sollen sie als Manifestationen theoretischer Konzepte aus Kapitel 2 dienen, die so in einem konkreten Kontext nachvollziehbar gemacht werden können.

4.1. Darstellung des Zusammenhangs zwischen Altersbildern und Arbeitsmarktpolitik

Hauptaugenmerk des Unterkapitels 4.1. liegt auf einer umfassenden Erörterung der engen Verknüpfung zwischen Altersbildern und Arbeitsmarktpolitik. Den Auftakt bildet die konzeptuelle Verortung beider Themenkomplexe. Während Altersbilder die individuellen und kollektiven Vorstellungen, Einstellungen und Erwartungen in Bezug auf das Alter und den Prozess des Alterns wiedergeben (vgl. Bundesministerium für Familie, Senioren, Frauen und Jugend, 2019), manifestiert sich die Arbeitsmarktpolitik schlussendlich als realisierte, angewandte gesellschaftliche Steuerungsfunktion; diese kommt unter anderem durch die Festlegung des gesetzlichen Rentenintrittsalters zum Tragen (vgl. Bundesministerium für Soziales, Gesundheit, Pflege und Konsumentenschutz, 2020). Es ist gerade dieser Politikbereich, der signifikante Auswirkungen auf die Lebensrealitäten Älterer und die Wahrnehmung des Alters in der Gesellschaft hat; daher ist von einer Interdependenz zwischen diesen beiden Phänomenen auszugehen (vgl. Bundeszentrale für politische Bildung, 2013). Historisch betrachtet sind die Altersbilder maßgeblich, die den Diskurs über Arbeitsmarktpolitik und Rentenintrittsalter beeinflussen. So könnte etwa die Vorstellung, dass ältere Arbeitnehmer weniger leistungsfähig sind - ein Altersbild, das in vielen Gesellschaften stark verankert ist - dazu beitragen, dass eine niedrigere Regelaltersgrenze als notwendig erachtet wird. Im Gegensatz dazu könnte ein positives Bild vom Alter(n), das ältere Menschen als erfahren und weise darstellt, eine Politik motivieren, die Regelaltersgrenze anzuheben und ältere Arbeitnehmer länger im Arbeitsleben zu halten (vgl. ifo Institut, 2007). Allerdings, solche

Altersbilder sind keineswegs statisch, sondern ändern sich über die Zeit - oft als Produkt von sozio-ökonomischen Veränderungen, Entwicklungen in Wissenschaft und Medizin und einer wachsenden Sensibilisierung für Altersdiskriminierung (vgl. Bundesministerium für Familie, Senioren, Frauen und Jugend, 2010). Daher kann man argumentieren, dass ein Wandel in den Altersbildern entsprechende Änderungen in der Arbeitsmarktpolitik auslösen kann. Die Analyse zeigt somit, dass die Wechselbeziehungen zwischen Altersbildern und Arbeitsmarktpolitik komplex sind und mehrdimensionale Interaktionen und Einflüsse aufweisen. Jeder Aspekt dieses eng verflochtenen Geflechts bedarf einer eingehenden Untersuchung, um den vollen Umfang des Einflusses von Altersbildern auf die Arbeitsmarktpolitik - insbesondere in Bezug auf die Regelaltersgrenze - zu erfassen.

4.2. Analyse der Auswirkungen von Altersbildern auf die Arbeitsmarktpolitik und die Regelaltersgrenze

Unter Rückgriff auf die in Abschnitt 4.1. dargestellten theoretischen Vorüberlegungen, soll im folgenden Unterkapitel eine differenzierte Analyse der Auswirkungen von Altersbildern auf die Arbeitsmarktpolitik und die Regelaltersgrenze erfolgen. Wie auch zu Anfang erwähnt, handelt es sich bei der Regelaltersgrenze um mehr als bloß eine administrative Hürde - sie stellt ein produktives Spannungsfeld für eine Reihe von sozialen und politischen Dynamiken dar, die sich in den Altersbildern unserer Gesellschaft widerspiegeln (vgl. Bundesministerium für Familie, Senioren, Frauen und Jugend, 2010). Im Zuge der Berücksichtigung diverser Altersbilder hat sich die Arbeitsmarktpolitik kontinuierlich gewandelt. Insbesondere die Bilder von älteren Menschen als weniger produktiv oder weniger anpassungsfähig haben die Arbeitsmarktpolitik dazu veranlasst, die Regelaltersgrenze im Laufe der Jahrzehnte anzupassen (vgl. Bundeszentrale für politische Bildung, 2020). Dabei eröffnen sich, bedingt durch die variierte Interpretation und Internalisierung von Altersbildern, implizite Wirkungsmechanismen auf die Gestaltung der Arbeitsmarktpolitik und damit unmittelbar auf die Regelung der Renteneintrittsgrenze. Bemerkenswert ist dabei der Rückgriff auf altersspezifische Stereotypen in politischen Diskussionen. Aus dem Bericht des Bundesministeriums für Soziales, Gesundheit, Pflege und Konsumentenschutz (2020) geht hervor, dass bestimmte negative Altersbilder, wie unter anderem das des "unproduktiven Alten", die Gestaltung von Regelaltersgrenzen signifikant beeinflusst haben. So kann eine politische Strategie, die sich auf das Stereotyp des nicht produktiven älteren Arbeitnehmers stützt, dazu führen, dass eine Anhebung des Rentenalters als ungünstig dargestellt wird, obwohl Untersuchungen zeigen, dass die Produktivität von Arbeitnehmern nicht notwendigerweise mit dem Alter abnimmt (vgl. ifo Institut, 2007). Es muss an dieser Stelle angemerkt werden, dass der Einfluss von Altersbildern auf die Arbeitsmarktpolitik und die Regelaltersgrenze eine facettenreiche Untersuchung verdient. Um diese Prämissen weiter zu untersuchen, wird das nächste Kapitel detailliert auf ausgewählte Fallbeispiele eingehen und dadurch die theoretischen Überlegungen weiter vertiefen.

4.3. Case Studies: Arbeitsmarktpolitik in Bezug auf verschiedene Altersbilder

In diesem Abschnitt fokussiert sich die Arbeit auf ausgewählte Fallstudien, um die Konsequenzen der gesellschaftlichen Altersbilder auf die Arbeitsmarktpolitik und insbesondere die Regelaltersgrenze detailliert zu untersuchen. Der Gegenstand dieser Untersuchung verlangt jedoch nicht nur eine bloße Betrachtung der Fakten, sondern ebenso die Einbeziehung der pluralen Ausprägungen und Interpretationen von Altersbildern (vgl. Bundeszentrale für politische Bildung, 2013). Ein besonders eindrucksvolles Beispiel hierfür stellt die Debatte um die 'Rente mit 67' dar. Dieser Vorschlag wurde 2007 eingeführt und seitdem intensiv diskutiert. Es wurde argumentiert, dass eine steigende Lebenserwartung und eine gesunde ältere Bevölkerung eine Anhebung des Renteneintrittsalters rechtfertigen würden (vgl. ifo Institut, 2007). Andererseits gibt es starke Opposition gegen die Anhebung, insbesondere von jenen, die physisch oder psychisch belastenden Berufen nachgehen. Das Altersbild, das hier zur Anwendung kommt, ist das des 'gesunden und produktiven Älteren', das durch seine Resilienz und Lebenserfahrung bereichert wird (vgl. Bundesministerium für Familie, Senioren, Frauen und Jugend, 2010). Des Weiteren stand die 'Flexi-Rente' im Zentrum einer weiteren Fallstudie. Dieses Modell, das es ermöglicht, zwischen dem 63. und 67. Lebensjahr individuell in das Rentenalter überzugehen, berücksichtigt verschiedenste Altersbilder - von dem des 'frühen Pensionärs', der sich Freiheiten und Ruhe verdient hat, bis hin zu dem des 'aktiven Älteren', der weiterhin in die Gesellschaft und die Arbeitswelt eingebunden sein möchte (vgl. Bundesministerium für Arbeit und Soziales, 2010). Diese Fallstudien zeigen eindrucksvoll, wie unterschiedlich Altersbilder innerhalb der Gesellschaft konzipiert werden und somit maßgeblich die Formen der Arbeitsmarktpolitik mitgestalten - auch und insbesondere hinsichtlich Regelaltersgrenzen (vgl. Bundesministerium für Soziales, Gesundheit, Pflege und Konsumentenschutz, 2020). Sie verdeutlichen auch die Notwendigkeit eines flexibleren Verständnisses von Alter [n] in der Arbeitsmarktpolitik, das auf individuelle Lebensrealitäten und die Diversität der älteren Bevölkerung besser eingeht.

5. Die Regelaltersgrenze in der gegenwärtigen Arbeitsmarktpolitik

Kapitel 5 widmet sich der Diskussion und Analyse der Regelaltersgrenze im Kontext der gegenwärtigen Arbeitsmarktpolitik. Zunächst wird die aktuelle Regelaltersgrenze, die je nach

Land und institutionellen Rahmenbedingungen variiert, dargestellt (5.1). Im Fokus dieser Darstellung werden die Auswirkungen einer solchen Renteneintrittsgrenze bzw. Altersgrenze auf den Arbeitsmarkt beleuchtet; dabei gilt es zu berücksichtigen, dass variierende Altersgrenzen nicht nur die Anzahl der Personen im erwerbsfähigen Alter beeinflussen, sondern auch signifikante Auswirkungen auf Aspekte wie Langzeitarbeitslosigkeit, Arbeitslosenquote und den Anteil älterer Arbeitnehmer haben können (vgl. ifo Institut, 2007). Die Rolle von Altersbildern in aktuellen Debatten um die Regelaltersgrenze wird in Abschnitt 5.2 erörtert. Verschiedene Altersbilder, die in unserer Gesellschaft existieren, beeinflussen die Wahrnehmung und Gestaltung der Regelaltersgrenze. Das Spannungsfeld zwischen produktiven und kompetenzgeleiteten Altersbildern einerseits, welche ein längeres Verbleiben im Erwerbsleben befürworten, und defizitorientierten, an Schutz und Fürsorge orientierten Altersbildern andererseits, findet hier besondere Erwähnung (vgl. Bundeszentrale für politische Bildung, 2013; Bundesministerium für Familie, Senioren, Frauen und Jugend, 2019). Eine am Ende erstellte Analyse nimmt die Auswirkungen der gegenwärtigen Regelaltersgrenze auf die vorherrschenden Altersbilder vor. Es wird der Frage nachgegangen, ob und falls ja, wie die Regelaltersgrenze gesellschaftliche Altersbilder und -klischees verstärkt oder in Frage stellt (vgl. Bundesministerium für Soziales, Gesundheit, Pflege und Konsumentenschutz, 2020). Im Zuge dieser Überlegungen wird die Wechselwirkung zwischen Arbeitsmarktpolitik, Regelaltersgrenze und Altersbildern dezidiert beleuchtet.

5.1. Darstellung der aktuellen Regelaltersgrenze und ihre Auswirkungen auf den Arbeitsmarkt

Angesichts der gegenwärtigen Arbeitsmarktpolitik erhält die Regelaltersgrenze eine zentrale Bedeutung, begleitet von kontroversen Diskussionen und Herausforderungen, die sie hervorruft (vgl. Bundesministerium für Soziales, Gesundheit, Pflege und Konsumentenschutz, 2020, S. 15). Fakt ist: die gegenwärtig geltende Regelaltersgrenze in Deutschland liegt - nach dem im Jahr 2007 erlassenen politischen Beschluss - bei 67 Jahren (vgl. ifo Institut, 2007, S. 46). Daraus folgend ergibt sich eine Vielzahl von Auswirkungen auf den Arbeitsmarkt, die einer eingehenden Prüfung bedürfen. Bezogen auf den vorherrschenden Altersdurchschnitt der aktiven Arbeitsbevölkerung zeigt sich - wie mehrere Studien belegen - eine markante "Überalterung" des Arbeitsmarktes (Bundeszentrale für politische Bildung, 2020). Seit der Anhebung der Regelaltersgrenze wird deutlich: Die weitere Teilhabe Älterer am Arbeitsmarkt bleibt mit bestimmten Vorteilen verbunden, allen voran dem Erhalt von Erfahrungswissen und -kompetenzen. Doch zugleich rücken, meist im Subtext, sozio-strukturelle Problematiken in den Vordergrund. Beinhaltet sind dabei Fragen um adäquate Bildungs- und

Weiterqualifizierungsmöglichkeiten für Ältere und die Anpassung von Rahmenbedingungen, um physische und psychische Belastungen im Alter adäquat zu berücksichtigen (vgl. Bundesministerium für Familie, Senioren, Frauen und Jugend, 2019, S. 78). Die gegenwärtige Regelaltersgrenze bildet sich somit keinesfalls in einem luftleeren Raum - vielmehr ist sie das Resultat multifaktorieller gesellschaftlicher, politischer und wirtschaftlicher Interaktionen, die sich durch jedes Altersbild auf individueller und kollektiver Ebene ziehen (Bundesministerium für Soziales, Gesundheit, Pflege und Konsumentenschutz, 2020). An dieser Stelle ist entscheidend zu beleuchten, dass die Herausforderungen und Auswirkungen der Regelaltersgrenze auch als Spiegel gesellschaftlicher Altersbilder und deren Dynamiken gelesen werden können. Sozevita - ein fachlicher Nexus, der unweit tiefer schürft als die bloße ökonomische Betrachtung von Altersgrenzen und Rentenpolitik (vgl. Bundeszentrale für politische Bildung, 2013, S. 202). Gemäß Bundeszentrale für politische Bildung (2013) wird an dieser stetig dynamischen Achse von Regelaltersgrenze, Arbeitsmarktpolitik und Altersbildern sichtbar, dass Alter und Altern als feste soziokulturelle Kategorien betrachtet werden sollten, die tief in den gesellschaftlichen Diskurs eingebettet sind und bedeutende Auswirkungen auf politische Entscheidungen wie die Festlegung der Regelaltersgrenze haben. Aus diesem Grund wird es essentiell, diese "Sozialkonstruktion" von Alter in den weiteren Ausführungen dieses Papiers analytisch zu erfassen und deren Narrative aufzuzeigen und zu dekonstruieren (SpringerLink, 2022, S. 181).

5.2. Diskussion der Rolle von Altersbildern in aktuellen Debatten um die Regelaltersgrenze

Die Rolle von Altersbildern im zeitgenössischen Diskurs über die Regelaltersgrenze stellt einen bedeutenden Komplex dar, der in Kapitel 5.2. kontemplativ erörtert wird. In den aktuellen Debatten rund um das gesetzliche Renteneintrittsalter offenbart sich die hohe Bedeutung, die Altersbildern zugeschrieben wird - und zwar nicht nur innerhalb der soziokulturellen Narrativen, sondern auch innerhalb der gesetzlich festgelegten Regelungen sowie den Arbeitsmarktpolitiken (vgl. Bundeszentrale für politische Bildung, 2020). Diese Debatte weist signifikante Wechselwirkungen zwischen den Altersbildern und der Konzeption sowie Praxis der Regelaltersgrenze auf; Auswirkungen, die sowohl die Wahrnehmung älterer Arbeitnehmer als auch das umfassendere Verständnis von Alter und dem Prozess des Alterns beeinflussen. Es ist von Belang, zu betonen, dass Altersbilder nicht ereignislos und unberührt bleiben (vgl. Bundesministerium für Familie, Senioren, Frauen und Jugend, 2019). Sie reflektieren vielmehr und interagieren mit Veränderungen in der Arbeitsmarktpolitik, einschließlich solchen, die durch die Regelaltersgrenze begünstigt werden. Eines der kontrovers diskutierten Themen in dieser Hinsicht ist die Rentenreform von 2007, die das Renteneintrittsalter in Deutschland von 65 auf 67 Jahre erhöht hat (vgl. ifo Institut, 2007). Diese Reform wird in zahlreichen Analysen sowohl hinsichtlich ihrer Auswirkungen auf den Arbeitsmarkt als auch ihrer symbolischen Bedeutung in Bezug auf Altersbilder diskutiert. Einige Kommentatoren haben argumentiert, dass diese Reform die Verschiebung hin zu einem Altersbild widerspiegelt, in dem ältere Menschen aktiv und produktiv bleiben sollen; ein starkes Kontrastbild zum traditionellen Altersbild des Ruheständlers. Die Altersbilder offenbaren in ihren dynamischen und interdependenten Beziehungen mit der festgesetzten Regelaltersgrenze eine tiefergehende politische Dimension: Sie beeinflussen, wie Gesellschaft und Politik das Verhältnis zwischen älteren Menschen, Arbeit und Sozialstaat konstruieren und verstehen (vgl. Bundesministerium für Soziales, Gesundheit, Pflege und Konsumentenschutz, 2020). Ein Beispiel hierfür könnte die aktuelle Debatte darum sein, ob das Renteneintrittsalter weiter angehoben werden sollte – eine kontroverse Frage, die zeigen könnte, wie sich Altersbilder und Arbeitsmarktpolitiken in Zukunft weiterentwickeln und miteinander interagieren könnten. Somit lässt sich festhalten, dass das Zusammenspiel zwischen den Altersbildern und der Regelaltersgrenze eine wichtige Rolle in der Gestaltung der gesellschaftlichen Narrative rund um das Alter, die Arbeit und die sozialen Beziehungen spielt. Ungeachtet der Tatsache, dass der Kontext dieser Debatte komplex ist - nicht zuletzt aufgrund sich verändernder demografischer Strukturen und Sozialpolitiken - ist es entscheidend, das Alter nicht nur als eine biologisch vorgegebene oder unausweichlich auftretende Phase des Lebens zu betrachten, sondern als einen sozial konstruierten und dynamisch interpretierten Prozess.

5.3. Analyse der Auswirkungen der gegenwärtigen Regelaltersgrenze auf die vorherrschenden Altersbilder

Aktuelle Untersuchungen und Debatten zum Thema Altersgrenze offenbaren einen entscheidenden Paradigmenwechsel hinsichtlich der Wahrnehmung von Arbeit und Alter(n) in der Gesellschaft. Einen Ausdruck findet dieser Wandel besonders in der gesetzlichen Regelaltersgrenze, da diese maßgeblich zur Prägung der Altersbilder beiträgt (vgl. Bundesministerium für Soziales, Gesundheit, Pflege und Konsumentenschutz, 2020, S. 25). Tiefgreifende demographische Veränderungen – etwa die steigende Lebenserwartung und der Rückgang der Geburtenraten – verlangen nach einer Neujustierung des Renteneintrittsalters. Zu konstatieren ist dabei, dass die jüngsten Anpassungen der Regelaltersgrenze auf ein verändertes Bild des Alterns hindeuten. Es scheint, als würden ältere Menschen zunehmend als produktive, aktive Mitglieder der Gesellschaft wahrgenommen und nicht mehr primär als passive Empfänger von Sozialleistungen, was vornehmlich das Altersbild des vorvorigen

Jahrhunderts prägte (vgl. Bundeszentrale für politische Bildung, 2020, S. 30-32). Auffällig dabei, dass die gegenwärtige Diskussion um die Anhebung der Regelaltersgrenze eine paradoxen Dynamik aufweist. Einerseits verstärkt die demographische Entwicklung den Druck auf das Rentensystem und zwingt zur Überlegung einer Anhebung des Renteneintrittsalters. Doch andererseits werden damit zugleich stereotype Altersbilder aufgebrochen und neu verhandelt. Älteren Arbeitnehmern wird nun ein höheres Maß an Leistungsfähigkeit und Produktivität zugeschrieben, was eine fundamentale Diskrepanz zu vormals dominierenden Altersbildern offenbart (vgl. SpringerLink, 2022, S. 40). Kritisch zu betrachten ist jedoch, dass die Erhöhung der Regelaltersgrenze nicht per se zu einer verbesserten Teilhabe älterer Menschen am Arbeitsmarkt führt. Unterschiedliche Faktoren, etwa Berufsfeld, Qualifikation oder auch Gesundheitszustand, beeinflussen den Übergang in den Ruhestand individuell sehr stark. Weiter birgt die Erhöhung der Altersgrenze die Gefahr, eine immer größere Kluft zwischen den Erwartungen an ältere Arbeitnehmer und den tatsächlichen Möglichkeiten der Teilhabe zu schaffen. Die Anhebung der Regelaltersgrenze könnte demnach bestimmte Altersbilder verstärken und gleichzeitig andere marginalisieren, woraus resultiert, dass bestimmte Gruppen älterer Menschen von einer solchen Entwicklung besonders stark betroffen sein könnten (vgl. ifo Institut, 2007, S. 45-47). Die gegenwärtige Regelaltersgrenze und deren Diskurse tragen maßgeblich zur Formentwicklung und -veränderung von Altersbildern bei. Sie stellt einen entscheidenden Indikator für die Wahrnehmung und Wertung des Alters in der Gesellschaft dar und birgt das Potential, weitere Diskussionen über das Bild des Alterns anzustoßen, aber auch Ungleichheiten zu verstärken. Es wird deutlich, dass in der Politik ein bewusster Umgang mit Altersbildern notwendig ist, der neben der Sicherstellung der Finanzierbarkeit des Rentensystems auch die bestmögliche Teilhabe aller Altersgruppen am Arbeitsmarkt berücksichtigt.

6. Schlussfolgerung und Ausblick

Die eingehend durchgeführte Untersuchung zur Regelaltersgrenze widmete sich dem komplexen Querbezug von Altersbildern und Arbeitsmarktpolitik. Die Rolle des Alter(n)sbildes, wie es in der Gesellschaft konstruiert und repräsentiert wird, wurde in ihrer Einflussnahme auf das gesetzliche Renteneintrittsalter sorgsam auseinandergenommen. Die theoretische Fundierung der Arbeit konnte durch eine präzise Verortung und Analyse des Begriffs 'Altersbilder' sowie ihrer Repräsentationsmechanismen in der Gesellschaft klares Bild von ihnen skizzieren. Es wurde verdeutlicht, dass Altersbilder nicht isoliert, sondern in ihrem sozialen und kulturellen Kontext existieren und gestaltet (Bundeszentrale für politische

Bildung, 2013; Bundesministerium für Familie Jugend, 2019) werden. Die gleichzeitige Betrachtung der historischen Entwicklung der Regelaltersgrenze zeigte dabei auf, wie eng verflochten diese mit den kontextabhängigen Altersbildern ist. Hierbei stellte sich heraus, dass nicht nur die festgeschriebene Regelaltersgrenze, sondern auch die Diskussionen und Narrative rund um diese, von den gesellschaftlichen Altersbildern beeinflusst wurden und werden (Bundesministerium für Soziales, Gesundheit, Pflege und Konsumentenschutz, 2020).

Im weiteren Verlauf wurde der Blick auf die Interaktion von Altersbildern und der Arbeitsmarktpolitik spezifiziert. Diese Analyse förderte hervor, dass die Rezeption sowie die Anpassungen im Bereich Arbeitsmarktpolitik – und speziell hinsichtlich der Regelaltersgrenze – stark durch aktuell vorherrschende Altersbilder geformt werden (SpringerLink, 2022). Die intensive Betrachtung der aktuellen Regelaltersgrenze und ihrer Einflüsse auf den Arbeitsmarkt konnte aufzeigen, dass die gesetzlichen Vorgaben und politischen Debatten hierzu die gängigen Altersbilder nicht nur reflektieren, sondern auch reaktiv auf sie einwirken (ifo Institut, 2007). Die vorliegende Arbeit verdeutlicht die unumstößliche Verbindung zwischen den gesellschaftlichen Altersbildern und dem gesetzlichen Renteneintrittsalter.

Die Altersbilder bilden hierbei nicht nur eine soziale Realität ab, sie formen aktiv Arbeitsmarktpolitik und Wahrnehmungen des gesetzlichen Renteneintrittsalters. Ein Blick in die Zukunft der Forschung birgt dabei zahlreiche spannende Fragestellungen. Die Analyse des Einflusses des demographischen Wandels auf den Arbeitsmarkt bietet angesichts unserer alternden Gesellschaft ein hohes Potential. Ebenso interessant ist die inhaltliche und konzeptionelle Weiterentwicklung von Regulierungsmaßnahmen, wie der sogenannten "Flexirente". Des Weiteren sollte auch die Wechselwirkung zwischen Altersbildern und anderen sozialpolitischen Sektoren, wie der Gesundheits- oder Pflegepolitik, weiter untersucht werden, um zukünftige gesellschaftliche und politische Entwicklungen umfassend zu verstehen. Die vorliegende Arbeit kann hierbei als Grundstein für weiterführende tiefgreifende Forschung dienen.

Literaturverzeichnis

❖ AOK. (2022). Was sind Altersbilder und wie entstehen sie? Abgerufen am 26.07.2023 von: https://www.aok.de/pk/magazin/koerper-psyche/psychologie/was-sind-altersbilder-und-wie-entstehen-sie/

❖ Blickpunkt-Wiso.de. (2020, October 29). Die Bedeutung des demographischen Wandels für das Rentensystem. Abgerufen am 23.07.2023 von: https://www.blickpunkt-wiso.de/post/die-bedeutung-des-demographischen-wandels-fuer-das-rentensystem--2370.html

❖ BMAS. (2021). Geschichte der Gesetzlichen Rentenversicherung. Abgerufen am 23.07.2023 von: https://www.bmas.de/DE/Soziales/Rente-und-Altersvorsorge/Gesetzliche-Rentenversicherung/Geschichte-Gesetzliche-Rentenversicherung/geschichte-der-gesetzlichen-rentenversicherung.html

❖ BMFSFJ. (2006). Fünfter Bericht zur Lage der älteren Generation in der Bundesrepublik Deutschland. Abgerufen am 26.07.2023 von: https://www.bmfsfj.de/resource/blob/79080/8a95842e52ba43556f9ebfa600f02483/fuenfter-altenbericht-data.pdf

❖ BMFSFJ. (2019, March 22). Eine neue Kultur des Alterns. Abgerufen am 23.07.2023 von: https://www.bmfsfj.de/resource/blob/93190/df9a1da25e960d8da04765c79eac0d19/6-altenbericht-eine-neue-kultur-des-alterns-data.pdf

❖ BMFSFJ. (2022). Sechster Bericht zur Lage der älteren Generation in der Bundesrepublik Deutschland Altersbilder in der Gesellschaft. Abgerufen am 26.07.2023 von: https://www.bmfsfj.de/resource/blob/101922/b6e54a742b2e84808af68b8947d10ad4/sechster-altenbericht-data.pdf

❖ bpb. (2013). Altersbilder im Wandel. Abgerufen am 26.07.2023 von: https://www.bpb.de/shop/zeitschriften/apuz/153117/altersbilder-im-wandel/

❖ bpb. (2013). Handlungsfelder einer zukunftsgerichteten Alterssozialpolitik. Abgerufen am 26.07.2023 von: https://www.bpb.de/shop/zeitschriften/apuz/153125/handlungsfelder-einer-zukunftsgerichteten-alterssozialpolitik/

❖ bpb.de. (2020, January 30). Altersbilder und Lebenslagen von Älteren – "Die" Alten gibt es nicht. Abgerufen am 23.07.2023 von: https://www.bpb.de/themen/soziale-lage/rentenpolitik/288297/altersbilder-und-lebenslagen-von-aelteren-die-alten-gibt-es-nicht/

❖ bpb.de. (2020, January 30). Heraufsetzung der Altersgrenzen | Rentenpolitik. Abgerufen am 23.07.2023 von: https://www.bpb.de/themen/soziale-lage/rentenpolitik/291473/heraufsetzung-der-altersgrenzen/

❖ BRIGITTE.de. (2018, June 25). Angst vor dem Altern: 3 Generationen erzählen. Abgerufen am 26.07.2023 von: https://www.brigitte.de/liebe/persoenlichkeit/angst-vor-dem-altern--3-generationen-erzaehlen-11221998.html

❖ Bundesministerium für Familie, Senioren, Frauen und Jugend. (2010). Sechster Bericht zur Lage der älteren Generation in der Bundesrepublik Deutschland Altersbilder in der Gesellschaft. Abgerufen am 26.07.2023 von: https://www.bmfsfj.de/resource/blob/101922/b6e54a742b2e84808af68b8947d10ad4/sechster-altenbericht-data.pdf

❖ Bundesministerium für Familie, Senioren, Frauen und Jugend. (2019). Eine neue Kultur des Alterns. Abgerufen am 26.07.2023 von: https://www.bmfsfj.de/resource/blob/93190/df9a1da25e960d8da04765c79eac0d19/6-altenbericht-eine-neue-kultur-des-alterns-data.pdf

❖ Bundesministerium für Soziales, Gesundheit, Pflege und Konsumentenschutz. (2020). Altersbilder: Hintergründe und Wirkung. Abgerufen am 26.07.2023 von: https://www.sozialministerium.at/dam/jcr:a690e7e5-acdf-4825-83af-faed81897010/Leitfaden_012022_final.pdf

❖ Bundeszentrale für politische Bildung. (2020). Altersbilder und Lebenslagen von Älteren – "Die" Alten gibt es nicht. Abgerufen am 26.07.2023 von: https://www.bpb.de/themen/soziale-lage/rentenpolitik/288297/altersbilder-und-lebenslagen-von-aelteren-die-alten-gibt-es-nicht/

❖ Demografieportal. (2020). Renteneintrittsalter. Abgerufen am 26.07.2023 von: https://www.demografie-portal.de/DE/Fakten/renteneintrittsalter.html

❖ Destatis. (2021). Anteil von Menschen im Rentenalter, die erwerbstätig sind, hat sich binnen 10 Jahren verdoppelt. Abgerufen am 26.07.2023 von: https://www.destatis.de/DE/Presse/Pressemitteilungen/2021/06/PD21_N041_12.html

❖ Destatis. (2022). 2035 werden in Deutschland 4 Millionen mehr ab 67-Jährige leben. Abgerufen am 26.07.2023 von: https://www.destatis.de/DE/Presse/Pressemitteilungen/2022/12/PD22_511_124.html

❖ Deutsche Rentenversicherung. (2023). Wann kann ich in Rente gehen? Abgerufen am 26.07.2023 von: https://www.deutsche-rentenversicherung.de/DRV/DE/Rente/Kurz-vor-der-Rente/Wann-kann-ich-in-Rente-gehen/Wann-kann-ich-in-Rente-gehen_detailseite.html

❖ Deutsche Rentenversicherung. (2023, January 10). Renteneintrittsalter in Deutschland. Abgerufen am 26.07.2023 von: https://www.deutsche-rentenversicherung.de/SharedDocs/Downloads/DE/Statistiken-und-Berichte/statistikpublikationen/renteneintrittsalter_deutschland.pdf

❖ FR.de. (2022, August 26). Rente mit 70: Wo das Renteneintrittsalter bald angehoben wird. Abgerufen am 23.07.2023 von: https://www.fr.de/wirtschaft/rente-mit-70-jahren-ruhestand-renteneintrittsalter-oecd-rentner-altersvorsorge-finanzen-ltt-91719604.html

❖ Gelassen älter werden. (2021, October 31). Altersangst - ein Tabu unserer Zeit. Abgerufen am 26.07.2023 von: https://gelassen-aelter-werden.de/altersangst-ein-tabu-unserer-zeit/

❖ Gesundheit.gv.at. (2023, February 8). Altersbilder: Wie wir uns das Alter vorstellen. Abgerufen am 23.07.2023 von: https://www.gesundheit.gv.at/leben/altern/aelter-werden/altersbilder.html

❖ Hummert, M. L., Garstka, T. A., Shaner, J. L., & Strahm, S. (1994). Stereotypes of the elderly held by young, middle-aged, and elderly adults. The Journals of Gerontology, 49(5), P240-P249. doi: 10.1093/geronj/49.5.p240

❖ ifo Institut. (2007). Rente mit 67 – Folgen für den Arbeitsmarkt? ifo Schnelldienst, 60(3), 3-16. Abgerufen am 26.07.2023 von: https://www.ifo.de/DocDL/ifosd_2007_3_1.pdf

❖ IW. (2021). Höhere Regelaltersgrenze: 68 reicht nicht. Abgerufen am 26.07.2023 von: https://www.iwkoeln.de/studien/jochen-pimpertz-68-reicht-nicht-512386.html

❖ JSTOR. (n.d.). Rentenprivatisierung in Bismarck-Ländern: Zur Rolle der Sozialpartner als Vetospieler. Abgerufen am 26.07.2023 von: https://www.jstor.org/stable/24201884

❖ Kohli, M., Hank, K., & Künemund, H. (2005). The social connectedness of older Europeans: Patterns, dynamics and contexts. Journal of European Social Policy, 15(1), 13-30. doi: 10.1177/0958928705049159

❖ Loretto, W., & Vickerstaff, S. (2015). Gender, age and flexible working in later life. Work, Employment and Society, 29(2), 233-249. doi: 10.1177/0950017014545267

❖ Lövdén, M., Ghisletta, P., & Lindenberger, U. (2005). Social participation attenuates decline in perceptual speed in old and very old age. Psychology and Aging, 20(3), 423-434. doi: 10.1037/0882-7974.20.3.423

❖ ResearchGate. (2023). Social insurance competition between Bismarck and Beveridge. Abgerufen am 26.07.2023 von: https://www.researchgate.net/publication/222648154_Social_insurance_competition_between_Bismarck_and_Beveridge

❖ SNF. (1998, August 25). Generationenbeziehungen und Altersbilder. Abgerufen am 23.07.2023 von: https://www.snf.ch/media/de/EQqJ21p2q2ITOqob/nfp_altersbilder_nfp32_d.pdf

❖ SpringerLink. (2022). Altersbilder. Abgerufen am 26.07.2023 von: https://link.springer.com/chapter/10.1007/978-3-662-63405-9_3

❖ Swinnen, A. M. C., & Stotesbury, J. A. (Eds.). (2012). Aging, Performance, and Stardom: Doing Age on the Stage of Consumerist Culture. LIT Verlag.

❖ urkert, C., & Sproß, C. (2010). Früher oder später: Altersbilder auf Arbeitsmärkten im europäischen Vergleich – Veränderte nationale Sichtweise oder europäisches Konstrukt? In: Brauer, K., & Clemens, W. (Hrsg.), Zu alt? (pp. 139-162). Wiesbaden: VS Verlag für Sozialwissenschaften. Abgerufen am 26.07.2023 von. https://link.springer.com/chapter/10.1007/978-3-531-91941-6_8

❖ Wissensdurstig.de. (2023, March 23). Altersbilder: Wie wir uns das Alter vorstellen und was das mit Lernen zu tun hat. Abgerufen am 23.07.2023 von: https://www.wissensdurstig.de/altersbilder-wie-wir-uns-das-alter-vorstellen-und-was-das-mit-lernen-zu-tun-hat/

❖ Wobus, A. M., Wobus, U., & Parthier, B. (2012). Wachstum und Reifung in Natur und Gesellschaft. Leopoldina.